Instruction médicale

INSTRUCTION

MÉDICALE ET PHARMACEUTIQUE

POUR

LES CAPITAINES DES BATIMENTS

DU COMMERCE

Qui, d'après l'Ordonnance royale du 4 août 1819,
ne doivent pas avoir de chirurgien.

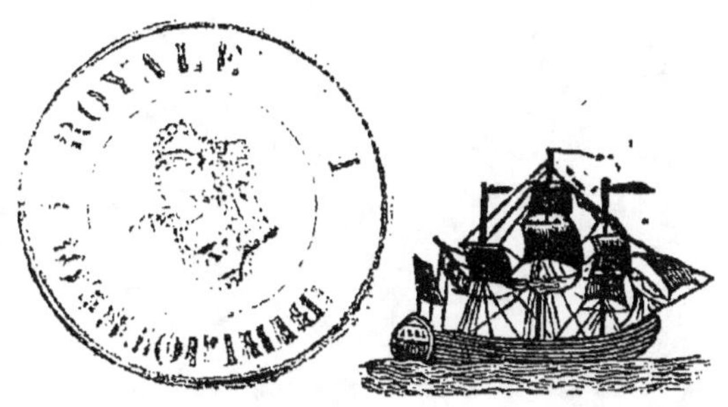

BORDEAUX,

IMPRIMERIE DE CHARLES LAWALLE NEVEU,

ALLÉES DE TOURNY, N°. 20.

1833.

INSTRUCTION

MÉDICALE ET PHARMACEUTIQUE

POUR LES CAPITAINES DES BATIMENTS

DU COMMERCE

*Qui, d'après l'Ordonnance royale du 4 août 1819,
ne doivent pas avoir de chirurgien (1).*

INTRODUCTION.

Pour guider et faciliter autant que possible MM. les capitaines des bâtiments du commerce qui ne sont pas tenus d'avoir un chirurgien, à donner à propos et avec succès des secours utiles dans les maladies qui peuvent survenir à bord pendant la durée de leur voyage, nous avons indiqué à l'article de chacun des médicaments qui entrent dans la composition du coffre dont ils sont pourvus, les accidents, les indispositions et les maladies où ces médicaments conviennent, avec la manière de les employer, leurs doses et le mode de les administrer.

---

(1) Les doses des médicaments mentionnés dans la présente Instruction, sont déterminées pour les adultes ; on devra les modifier selon l'âge et le tempérament.

Les maladies où ces moyens seront utiles, entre les mains de MM. les capitaines, étant très-connues sous les dénominations que nous leur avons conservées, nous avons pensé que leur description médicale compliquerait et étendrait sans nécessité cette notice.

MM. les capitaines ne doivent pas perdre de vue qu'ils éviteront souvent bien des maux en apportant tous leurs soins : 1°. à composer leur équipage d'hommes sains et assez pourvus de vêtements pour qu'ils en puissent changer à propos, et surtout lorsqu'ils ont été mouillés; 2°. à surveiller scrupuleusement la propreté et le renouvellement de l'air dans l'intérieur du navire; 3°. à s'approvisionner de biscuit de bonne qualité, afin qu'il ne se détériore pas; de salaisons fraîches et bien préparées, de riz, de bon vinaigre, et autres objets de provision; car, des aliments altérés, des viandes d'inférieure qualité, une eau mauvaise, du vin aigri, peuvent produire des maladies très-graves chez des hommes soumis à des travaux continuels et exposés aux intempéries atmosphériques (1).

Les médicaments compris dans cette instruction sont divisés en deux sections, par rapport à leurs usages : la première renferme les remèdes externes et la seconde les internes.

---

(1) L'air pur, l'eau saine, les bons aliments et la propreté sont les agents indispensables à la conservation de la santé.

SECTION I.

REMÈDES EXTERNES.

Acétate de plomb ou sel de saturne.

L'acétate de plomb remplace ici l'extrait de saturne. La valeur d'une cuillerée à café de ce sel avec une cuillerée à bouche d'eau-de-vie camphrée, étendus dans une bouteille d'eau ordinaire, forment ce qu'on nomme *eau végéto-minérale, eau blanche*. On l'emploie dans LES CONTUSIONS, LES CHUTES, ou pour calmer une GRANDE IRRITATION LOCALE, dans LES ENTORSES, sur la fin des PLAIES SIMPLES s'il y a peu de gonflement sans vives douleurs, et dans LES BRULURES. On imbibe des compresses avec l'eau blanche, qu'on applique sur les parties affectées, et on les entretient humides par des arrosements renouvelés.

Quelques grains de sel de saturne bien divisés dans du cérat, forment la *pommade de Goulard* qui est très-dessicative : le sel doit y entrer en petite quantité, environ six grains par once de cérat.

Alcohol ou eau-de-vie camphrée.

On en met un bon verre dans une bouteille d'eau simple ou dans une décoction de quinquina. On en fait usage dans les CONTUSIONS, les MEURTRISSURES, les ENTORSES. On s'en sert également dans les PLAIES DE MAUVAIS CARACTÈRE, pour raffermir les chairs et prévenir la gangrène. Après en avoir frictionné les parties, on en imbibe des compresses que l'on applique dessus, et on les humecte de nouveau toutes les trois ou quatre heures.

Cérat.

Le cérat est adoucissant, il raffraîchit et calme les ardeurs de l'INFLAMMATION; il est bon pour les DÉMANGEAISONS, les CREVASSES des mains et les GERÇURES des lèvres. On en frotte les parties malades, étendu sur du linge ou de la charpie; le cérat sert aussi au pansement des plaies enflammées.

Emplâtre diachilum gommé.

On étend cet emplâtre, ramolli dans l'eau chaude, sur de la peau blanche ou sur de la toile forte, et on l'applique sur les CLOUS, les FURONCLES, ou autres PETITES TUMEURS : on le renouvelle tous les trois ou quatre jours. S'ils viennent à crever, on les pansera avec l'onguent de la mère, et sur la fin avec le cérat. Il sert, comme le taffetas d'Angleterre, à réunir les bords des PLAIES SAIGNANTES ; on le coupe à cet effet par bandes d'une largeur et longueur convenables, et on panse ces plaies avec l'eau blanche, et si elles suppurent on emploie le cérat.

Emplâtre de vigo cum mercurio.

Cet emplâtre s'étend comme le précédent, et est employé pour fondre ou résoudre les TUMEURS VÉNÉRIENNES et autres ENGORGEMENTS que l'on veut ramener à résolution. On l'applique sur les parties tuméfiées, et on le renouvelle tous les trois ou quatre jours. Si elles abcèdent, pansez avec l'onguent suppuratif sur de la charpie.

Emplâtre vésicatoire.

Il s'étend aussi comme les précédents, et on le couvre de mouches cantharides en poudre. On l'applique pendant douze heures en le fixant avec compresses et bandes soit aux jambes, aux cuisses, aux bras, ou autres lieux où il est nécessaire D'ATTIRER AU DEHORS UNE HUMEUR dont la présence serait dans le cas de faire des ravages intérieurement, ou pour faire révulsion et changer le point d'irritation. On crève l'ampoule, et on panse avec l'onguent de la mère et le suppuratif.

Farine de graine de lin.

La farine de graine de lin est très-émolliente. On la délaye avec de l'eau, et on fait cuire en remuant, pour former un *cataplasme*, que l'on étend un peu épais sur du linge, et on l'applique sur LES TUMEURS INFLAMMATOIRES.

On renouvelle cette application toutes les cinq à six heures.

Onguent de la mère.

L'onguent de la mère est tout à la fois maturatif, suppuratif et dessicatif. On l'étend sur de la toile ou sur de la peau blanche. On l'applique sur les CLOUS OU FURONCLES, ou autres TUMEURS que l'on veut faire suppurer. Il forme le plus souvent la couche des premiers pansements des vésicatoires.

Onguent jaune.

L'onguent jaune, ou onguent suppuratif, est employé dans le PANSEMENT DES VÉSICATOIRES. On l'étend légèrement sur l'emplâtre d'onguent de la mère préparé à cet effet. Il facilite la SUPPURATION DES PLAIES et DES ULCÈRES. On l'emploie seul aussi pour panser les vieilles plaies.

Pommade citrine.

Cette pommade est très-bonne contre la GALE : deux onces, divisées en huit ou neuf parties égales, suffisent presque toujours pour un traitement. Le malade se frotte le soir, pendant huit à neuf jours sans interruption, aux principales articulations, avec une dose de la pommade ramollie à la chaleur. Il est nécessaire, avant de commencer les frictions, que le malade soit mis à l'usage de la tisane des quatre fleurs et purgé ; et il évitera soigneusement, en se frictionnant, de se mouiller et de mettre les mains dans l'eau froide. Le malade prendra un bain chaud le lendemain de la dernière friction, et changera de hardes.

La pommade citrine fait disparaître les DARTRES légères et locales en les frictionnant légèrement.

Pommade de garou.

La pommade de garou sert à ranimer et à entretenir les PLAIES DES VÉSICATOIRES. On la mêle avec l'onguent suppuratif, ou on l'étend seule et en très-petite quantité sur un emplâtre d'onguent de la mère.

Onguent mercuriel ou napolitain.

L'onguent mercuriel sert pour le traitement des MALADIES VÉNÉRIENNES. On en prend gros comme une noisette, que l'on emploie en frictions ; on le mêle souvent avec l'onguent suppuratif, à parties égales, pour panser les ULCÈRES VÉNÉRIENS. Il sert également à détruire la VERMINE sur la peau.

Poudre de cantharides.

La poudre de cantharides est extrêmement irritante. Elle sert à SAUPOUDRER LES EMPLATRES VÉSICATOIRES dont il a été déjà question.

Poudre fumale de Guyton.

Cette poudre est un mélange d'oxide de manganèze et de sel marin. Elle sert à faire des fumigations qui PURIFIENT L'AIR VICIÉ et RENDENT SALUBRES LES LIEUX MALSAINS. Pour opérer cet effet, on place une écuelle de terre sur un vase contenant un peu de braise ; on met dans l'écuelle quatre ou cinq cuillerées de poudre fumale humectée avec un peu d'eau, et on y versé dessus la valeur environ de deux ou trois cuillerées d'acide sulfurique ou huile de vitriol affaiblie. Un dégagement gazeux se fait à l'instant ; on promène l'appareil dans l'étendue du lieu qu'on veut désinfecter, en évitant, autant que possible, les vapeurs, parce qu'elles provoquent la toux. On remue de temps en temps le mélange avec un bâton de bois, et on ferme, si cela est possible, l'endroit fumigé.

Nota. Les chlorures de soude ou de chaux, placés en petite quantité dans une assiette ou soucoupe aux quatre coins du lieu à purifier, rempliraient les mêmes effets avec moins d'inconvénients.

Sulfate de cuivre ou vitriol bleu.

Le vitriol bleu est employé comme caustique et desséchant. On s'en sert en substance ou en poudre pour toucher à plusieurs reprises les chairs baveuses, les chancres vénériens et les aphthes. On peut également s'en servir en faisant dissoudre de ce sel, gros comme une noisette, dans un verre d'eau, pour déterger les vieux ulcères, en les lavant avant de les panser.

Sulfate de zinc ou vitriol blanc.

Le vitriol blanc est astringent et détersif. On en fait dissoudre une cuillerée à café dans une bouteille d'eau. On s'en sert pour faire des injections, lorsqu'on veut arrêter une gonorrhée ancienne. On en fait également usage en lotions réitérées, pour l'inflammation des paupières et les ophthalmies.

Esprit de cochléaria.

L'esprit de cochléaria est un excellent ANTI-SCORBUTIQUE. On en met une cuillerée à café dans un tiers de verre d'eau ou d'eau d'orge pour se gargariser : lorsque les GENCIVES SONT GORGÉES, MOLLES ET SAIGNANTES, la même quantité s'emploie avec avantage dans une forte décoction de quinquina qu'on tient dans la bouche, et qu'on renouvelle de temps en temps.

Eau vulnéraire spiritueuse.

L'eau vulnéraire est utile pour bassiner les PLAIES LÉGÈRES, les CONTUSIONS et les FOULURES. On peut également en faire boire une cuillerée, étendue au moins dans autant d'eau.

SECTION II.

REMÈDES INTERNES.

Acide sulfurique ou huile de vitriol affaiblie à 4o degrés.

Cet acide sert, comme nous l'avons indiqué, à décomposer la poudre fumale de Guyton, pour faire les FUMIGATIONS DÉSINFECTANTES.

On en fait aussi usage en boisson, comme puissant anti-septique, tempérant dans les CRACHEMENTS DE SANG et dans les FIÈVRES PUTRIDES inflammatoires. On en met cinquante gouttes, ou jusqu'à agréable acidité, dans demi-pot d'eau ordinaire ou de décoction d'orge, adoucies avec le miel ou le sucre, qu'on donne à boire par tasses de temps en temps.

Si le crachement de sang était abondant, repos, diète, lavements et bains de pied répétés dans l'eau tiède; saignée du bras.

Eau de Rabel.

L'eau de Rabel est astringente, styptique, et convient dans les fortes HÉMORRAGIES NASALES. On en met quarante à cinquante gouttes dans deux cuillerées d'eau froide, et on en imbibe de la charpie qu'on place, sous forme de tampon, dans les narines antérieures.

On peut la donner aussi en boisson, dans les mêmes cas que l'acide sulfurique, à la dose d'une cuillerée à café dans une bouteille d'eau sucrée ou de décoction d'orge, à prendre par demitasses.

Ammoniaque liquide ou alcali volatil fluor.

L'alcali volatil s'emploie dans les cas d'APOPLEXIE et dans les ASPHYXIES. On le fait respirer aux malades, et l'on en fait prendre intérieurement quelques gouttes, que l'on verse dans un verre d'eau sucrée.

Mêlé à la dose de 3o ou 4o gouttes avec deux onces d'huile d'olives il forme un liniment convenable pour frotter les parties douloureuses dans les RHUMATISMES, et pour apaiser l'action irritante des piqûres des insectes venimeux.

Huit à dix gouttes d'ammoniaque, avalées dans un verre d'eau fraîche, détruisent très-promptement l'effet de l'ivresse.

Créme de tartre.

La crême de tartre est très-avantageuse dans les FIÈVRES BILIEUSES. On en prend une cuillerée et une cuillerée de miel ou de sucre, que l'on met dans une pinte d'eau ; on les fait bouillir un instant, et après le repos on la prend par tasses.

Eau de fleurs d'orangers.

L'eau de fleurs d'orangers est STOMACHIQUE, ANTISPASMODIQUE, et se donne à la dose d'une cuillerée à bouche dans les FAIBLESSES D'ESTOMAC et dans les SPASMES NERVEUX, OU IRRITATIONS NERVEUSES. On y ajoute au besoin six à huit gouttes d'éther, et même quatre à six gouttes de laudanum liquide.

Elixir de longue vie.

On en donne une cuillerée avec deux de vin rouge, dans les COLIQUES D'ESTOMAC. Cet élixir convient également, lorsqu'il y a PERTE D'APPÉTIT, à la dose d'une petite cuillerée mêlée avec de bon vin, pris à jeûn pendant quelques jours.

Ether sulfurique.

L'éther sulfurique s'emploie dans les COLIQUES,

les AFFECTIONS HISTÉRIQUES, NERVEUSES et CONVUL-
SIVES, dans les HOQUETS opiniâtres. On en met
dix à douze gouttes dans une tasse d'eau sucrée.
On peut également l'employer dans les mêmes
cas, sur un morceau de sucre, à la dose de six à
huit gouttes.

Fleur de soufre.

On fait prendre, soir et matin, aux GALEUX,
avant de les faire frictionner, une cuillerée à café
de fleur de soufre, soit en bols, soit dans une
cuillerée de tisane.

Une once et demie de fleur de soufre, deux
pincées de sel marin en poudre bien fine et les
jaunes de deux œufs durcis sous la cendre, dé-
layés dans environ deux onces d'huile d'olives,
forment une très-bonne pommade contre la gale
rebelle. On l'emploie en huit ou dix frictions aux
jointures, le soir en se couchant, après avoir fait
usage intérieurement, pendant dix à douze jours,
matin et soir, de fleur de soufre.

Fleurs de camomille romaine.

On fera infuser ces fleurs comme du thé. Cette
infusion, avec un peu de sucre, peut être prise
chaude dans le FROID DE LA FIÈVRE. Elle convient
particulièrement dans les COLIQUES D'ESTOMAC, les
COLIQUES VENTEUSES, et quand les douleurs seront
très-fortes on ajoutera, à une ou deux tasses, six
à huit gouttes d'éther et quatre à six gouttes de
laudanum liquide de Sydenham.

Fleurs de sureau.

Dans les suppressions de transpiration, dans les affections catarrhales, l'infusion des fleurs de sureau est avantageuse pour favoriser l'expectoration ; on y ajoute du miel ou du sucre, pour prendre par petites tasses.

Cette même infusion peut être utilisée à l'extérieur comme émolliente et résolutive, dans les cas d'inflammation locale.

Fleurs pectorales.

Elles conviennent dans les rhumes, les catharrhés, les irritations de poitrine. On les fait infuser comme du thé ; on ajoute du miel ou du sucre dans l'infusion, et on en prend souvent par demitasses.

Gomme arabique en poudre.

La dissolution de cette gomme est très-avantageuse dans les toux opiniatres. On en fait fondre une cuillerée dans un verre d'infusion de fleurs pectorales bien sucrée, et on la donne par cuillerées de temps en temps. On emploie aussi cette poudre dans les diarrhées, les dyssenteries, à la dose d'une cuillerée avec deux cuillerées de riz, que l'on fait bouillir dans une pinte et demie d'eau pour réduire à une pinte, à prendre par tasses avec un peu de sucre.

Graine de lin.

La graine de lin est émolliente et très-adoucissante. On en met une cuillerée à bouche dans une bouteille d'eau qu'on fait bouillir quelques instants, on y fait dissoudre une prise de sel de nitre et on laisse reposer les graines. Cette boisson se prend par petites verrées de temps en temps dans les affections du canal de l'urèthre ou les RÉTENTIONS D'URINE.

On en fait des décoctions pour des lavements qu'on prend dans les COLIQUES et les CONSTIPATIONS, soit pure, soit avec deux cuillerées de miel.

Ipécacuanha.

Vomitif plus doux que l'émétique, qui convient aux personnes faibles et délicates. On mettra une prise d'ipécacuanha dans trois cuillerées d'eau froide, que l'on fera avaler au malade, et que l'on réitérera demi-heure après s'il est nécessaire, ayant soin de lui faire boire de l'eau tiède pour aider le vomissement, mais moins souvent que pendant l'effet de l'émétique. L'ipécacuanha est préférable comme vomitif, dans les EMBARRAS DE L'ESTOMAC, dans les DIARRHÉES et les DYSSENTERIES.

Jalap.

Poudre hydragogue dont l'effet PURGATIF convient dans les cas d'OBSTRUCTIONS. On en délaye une prise de demi-gros à quarante-huit grains dans une tasse de thé, et on la prend le matin à jeûn. On aide l'effet par quelques tasses de thé léger sucré.

Laudanum liquide de Sydenham.

Le laudanum liquide est un puissant calmant qui se donne dans les AFFECTIONS NERVEUSES, les COLIQUES, les DÉVOIEMENTS, les DYSSENTERIES, les SU-PERPURGATIONS, et généralement dans toutes les FORTES DOULEURS. On en met de dix à douze gouttes dans une cuillerée d'eau de fleurs d'orangers, pour une dose, que l'on réitère une heure après s'il est nécessaire.

Pour calmer les DOULEURS DE DENTS et d'OREILLES on en imbibe un peu de coton, qu'on place, dans le premier cas, sur la dent qui fait souffrir, et dans le second, on l'introduit dans l'oreille avec une goutte d'huile.

Médecines en drogues.

On verse un verre d'eau bouillante sur le séné, et après quelques heures d'infusion sur les cendres chaudes, on fait fondre la manne et le sel ; on coule ensuite le tout avec expression. C'est le purgatif le plus certain et le plus constant dans ses effets lorsque la nécessité d'être purgé est reconnue.

Miel du pays.

Le miel du pays est laxatif, détersif, pectoral, propre pour adoucir les IRRITATIONS DE LA POITRINE : il s'emploie en boisson à la dose de deux ou trois cuillerées dans les tisanes pectorales, et en lave-ments émollients ou purgatifs, à la dose de deux à quatre onces dans chaque.

Nitrate de potasse ou sel de nitre.

Ce sel est tempérant et raffraîchissant. Il s'emploie dans les MALADIES INFLAMMATOIRES, les DIFFICULTÉS D'URINER ; 24 grains ou une bonne pincée de ce sel dans une pinte d'une décoction de graine de lin ou de tisane d'orge et de chiendent, sont très-convenables. On la prend par tasses dans la journée.

Orge mondé.

L'orge mondé est employé en tisane. On en prend deux cuillerées, que l'on fait bouillir dans un demi-pot d'eau ; lorsque l'orge est crevé, on ajoute deux gros de réglisse concassée, ou une pincée de fleurs pectorales. Après quelques minutes on coule par un linge. Cette BOISSON est RAFRAÎCHISSANTE, TEMPÉRANTE et HUMECTANTE. On la prend par tasses.

Pilules de Béloste.

Chacune est du poids de 4 grains ; elles sont PURGATIVES. On en donne 6 ou 8 en une dose, le matin à jeûn, et du thé pendant l'effet.

Comme FONDANTES, on les prend à la dose de 2 le matin et 2 le soir, sans autre précaution que le régime.

Quinquina.

Le quinquina est le meilleur fébrifuge et antiputride qui soit connu. On l'emploie avec succès dans presque toutes les fièvres ; mais particulièrement dans les fièvres à accès, telles que les FIÈVRES INTERMITTENTES, PUTRIDES, INSIDIEUSES, etc. L'usage du quinquina devra être précédé de quelques évacuations, si la nature de la fièvre ne s'y oppose pas, comme dans les fièvres insidieuses, ou quand le malade éprouve, dès le début, de l'abattement et une grande faiblesse; alors, sans faire vomir ni purger, on doit se hâter d'administrer le quina. On le prend généralement par prises d'un gros, dans une petite tasse d'eau ou de tisane; on en donne de six à dix prises, d'heure en heure, pendant le relâchement de la fièvre. Les jours suivants, dans l'intermission, on en fait prendre autant ou moins, selon l'effet de celui du premier jour. Pendant l'usage de ce remède on devra s'abstenir de crudités, de salaisons et de sauces épicées.

Sulfate de quinine.

Ce sel, qui a pour base la partie active du quinquina, est le fébrifuge le plus énergique que l'art médical possède. Sous un très-petit volume, il jouit des mêmes vertus que le quina, sans en avoir le dégoût et les désagréments. On le donne dans les mêmes cas, c'est-à-dire pour arrêter les fièvres intermittentes et autres. La dose est de deux grains dans une cuillerée d'eau, toutes les heures, dans les intervalles de l'accès; mais la meilleure manière de l'administrer sera d'en mettre douze à quinze grains dans environ quatre onces d'eau sucrée, et d'y ajouter, au moyen d'un

bout de paille, une ou deux gouttes d'acide sulfurique pour dissoudre ce sel. On fera prendre
toutes les heures une cuillerée à bouche de cette
préparation. L'usage en sera continué les jours
suivants, en maintenant ou éloignant les doses
selon l'état du malade.

Racine de réglisse.

La racine de réglisse sert à édulcorer les tisanes
d'orge et de fleurs pectorales. La dose est de deux
ou trois pincées par bouteille; on la met sur la
fin de la décoction, et on coule par un linge.
(*Voyez fleurs pectorales et orge.*)

Rhubarbe en poudre.

La rhubarbe est STOMACHIQUE et LAXATIVE : on
en prend six à huit grains dans une cuillerée d'eau,
de vin, ou dans une cuillerée de soupe, qu'on
continue quelques jours au moment du dîner.
Lorsqu'on l'emploie comme PURGATIVE, on la
donne à la dose de quarante ou cinquante grains,
que l'on délaye dans un petit verre d'eau, et on
la prend à jeun pendant quelques jours.

Rhubarbe en substance.

La rhubarbe est tonique, laxative et VERMI-
FUGE. On la donne à la dose d'un ou deux gros,
coupée par morceaux, en décoction ou en infusion, dans deux verres d'eau, contre les COURS DE
VENTRE et les FLUX DYSSENTÉRIQUES, prise le matin
à demi-heure d'intervalle.

Sangsues.

On fait application de sangsues comme saignée locale dans les CHUTES VIOLENTES sur le tronc, ou dans les MAUX DE TÊTE occasionnés par l'afflux du sang vers cette partie, et dans les HÉMORROÏDES : dans le premier cas, on en applique de dix à quinze sur la partie affectée, et dans les deux derniers cas, on les met à l'anus. On les applique aussi avec succès sur les bubons vénériens à leur début.

Sucre.

L'expérience a prouvé qu'il est le meilleur antidote de l'EMPOISONNBMENT PAR LE VERT-DE-GRIS ou oxide de cuivre. Ces sortes d'empoisonnements peuvent arriver à bord : les ustensiles de cuisine étant généralement tous en cuivre. Il faut, dans ce cas, donner du sucre en abondance fondu dans peu d'eau.

Sulfate de magnésie ou sel d'epsom d'Angle- terre.

C'est un très-bon purgatif fondant, dont le goût répugne moins que celui d'une médecine ordinaire, et qui a un effet plus doux, qui n'exige pas autant de précautions.

On le donne seul à la dose d'une once, ou avec addition d'un grain d'émétique, fondus dans trois verres d'eau, qu'on prend à jeûn, à demi-heure d'intervalle l'un de l'autre. On boira du thé léger pour aider l'effet purgatif.

Ce sel peut aussi être pris en lavement, à la dose de demi-once, avec un peu de miel.

Taffetas d'Angleterre.

Le taffetas d'Angleterre est agglutinatif et dessicatif. On l'applique sur les plaies récentes faites par un instrument tranchant pour en réunir les bords, et on les panse s'il est nécessaire.

Tartrate de potasse antimonié, ou émétique.

L'émétique est un puissant vomitif. On en met un paquet de trois grains dans trois verres d'eau. On les fait prendre conditionnellement en trois doses, à une demi-heure de distance l'une de l'autre, ayant soin de faire boire souvent de l'eau tiède quand on ressent le besoin de vomir.

On donne l'émétique dans l'INVASION DES FIÈVRES, lorsqu'il y a DÉGOUT POUR LES ALIMENTS, NAUSÉES OU ENVIES DE VOMIR, BOUCHE MAUVAISE et PATEUSE, LANGUE SALE et CHARGÉE. Dans les premiers jours de la maladie il convient de boire souvent de la tisane commune, et de faire diète.

Thé.

Le thé est employé en infusion sucrée prise par tasses pour faciliter l'effet des purgatifs, et pour aider les DIGESTIONS LENTES ou pénibles et NETTOYER L'ESTOMAC.

Thé de Suisse.

Le thé de Suisse est employé dans les FAIBLESSES D'ESTOMAC, dans les SUEURS RENTRÉES et les CHUTES.

On en prend une pincée, que l'on fait infuser dans deux verres d'eau bouillante, dose que l'on réitère dans la journée, si on le juge nécessaire, en y ajoutant un peu de sucre.

Thériaque.

La thériaque est un bon cordial ; on la donne dans les FAIBLESSES D'ESTOMAC et les COLIQUES. On en délaye gros comme une noisette dans deux cuillerées à bouche de vin ou d'eau de fleurs d'orangers, et on l'avale à la fois. C'est un calmant tonique qui provoque le SOMMEIL.

Vinaigre des quatre-voleurs.

Le vinaigre des quatre-voleurs est aromatique, anti-septique. On s'en sert avec avantage dans les MALADIES CONTAGIEUSES, et pour se préserver du MAUVAIS AIR ; on s'en frotte les mains, le visage ; on en fait évaporer dans les chambres des malades ; on peut même en prendre intérieurement en petite quantité, le mêlant avec parties égales d'eau.

Hernies.

Si, à la suite d'une chûte sur les pieds, ou d'un effort violent, en manœuvrant ou en serrant les voiles, il survient subitemeut à l'aîne droite ou gauche une tumeur avec douleur, sans rougeur ni dureté, c'est une hernie ou descente.

On fera coucher le malade sur le dos, la tête et

la poitrine légèrement fléchies sur le ventre, ainsi que les cuisses et les jambes ; on pressera doucement la tumeur de dehors en dedans pour la faire rentrer : si on éprouve trop de résistance, on maintiendra le malade dans cette position, on le mettra à la diète, on recouvrira la tumeur d'un cataplasme émollient de farine de lin, on donnera un lavement avec quatre onces de miel et la décoction de graine de lin ; on essayera de nouveau à faire rentrer la tumeur ; il est présumable que l'on réussira ; en cas de résistance, une saignée du bras deviendra indispensable. Lorsque la hernie sera rentrée, on appliquera un bandage.

Scorbut.

Sans donner ici la description du scorbut, il est nécessaire que MM. les capitaines sachent que la faiblesse générale du marin, que l'indolence avec bouffissure, la décoloration de la peau, le gonflement des gencives, leur mollesse, la fétidité de la bouche et la mobilité des dents, annoncent la première période de cette affection.

Pour arrêter autant que possible les progrès de la maladie, on supprimera l'usage des viandes salées, on nourrira les malades avec du riz, de l'oseille confite, on donnera du café bien sucré, et on les dispensera des quarts de nuit ; mais on les assujétira néanmoins à un travail modéré, le jour, en les obligeant à se bien couvrir.

Pour remédier au MAUVAIS ÉTAT DE LA BOUCHE,

on se gargarisera avec l'eau et le vinaigre, ou avec l'esprit de cochléaria étendus dans la décoction de quinquina acidulée.

Ustensiles et instruments.

Outre les médicaments qui composent le coffre, on y trouve les instruments de chirurgie les plus nécessaires et d'un usage journalier; tels que *lancettes, bistouri, sonde cannelée, ciseaux, pince, spatule, seringues à soi-même* et *à injection, linge à pansement, charpie* et *bandages.*

Les *lancettes* ne doivent absolument servir qu'à faire les saignées.

Le *bistouri* est destiné à ouvrir les dépôts ou abcès, et à agrandir, au besoin, l'ouverture au moyen de la *sonde cannelée.*

Les *ciseaux* servent à tailler le linge pour faire les compresses et les bandes à pansement.

Au moyen de la *spatule* on étend avec facilité les onguents sur la toile ou sur la charpie qu'on prépare avant de découvrir les plaies pour les panser.

La *pince* est nécessaire pour enlever les emplâtres ou les plumasseaux salés qui recouvrent les plaies. Les pansements doivent être renouvelés toutes les 24 heures au moins, et quelquefois, dans les chaleurs, il faut panser les ulcères matin et soir.

L'usage des *seringues à soi-même* et *à injection* est assez connu pour n'avoir pas besoin de l'indiquer.

La *charpie* se dispose en plumasseaux ou tampons aplatis sur lesquels on étend le cérat, pommades ou onguents pour appliquer sur les plaies et ulcères ; on les recouvre ensuite par des compresses que l'on fixe avec une bande de toile. Lorsqu'il survient des EXCROISSANCES CHARNUES OU CHAIRS BAVEUSES sur les plaies ou sur les ulcères, on les déprime en les pansant avec un plumasseau de charpie sèche, après les avoir lavés avec l'*eau de vitriol bleu.*

L'utilité des *bandages* a été indiqué en parlant des moyens à employer pour réduire les hernies.

En terminant cette brochure, nous croyons utile de faire remarquer que si nous n'avons pas fait mention des luxations et des cas de fracture, c'est que ces graves accidents (rares heureusement à bord) nécessitent des opérations manuelles et des appareils chirurgicaux sur lesquels il serait bien essentiel que MM. les capitaines eussent tous quelques notions, de même que sur la manière de pratiquer la saignée : ils acquerraient par là de nouveaux droits à l'estime et à la confiance des marins et des passagers.

Fait et arrêté par nous, soussignés, composant la Commission d'examen du port de Bordeaux.

Bordeaux, le 10 octobre 1833.

GROUSSET,   LAFAYE, ❋   LARTIGUE,
D. M. P.   D. C.   Pharmⁿ.

TABLE GÉNÉRALE

DES MÉDICAMENTS MENTIONNÉS DANS CETTE NOTICE,

Avec l'indication des cas où ils doivent être employés.

SECTION I. — Remèdes externes.

SECTION II. — Remèdes internes.

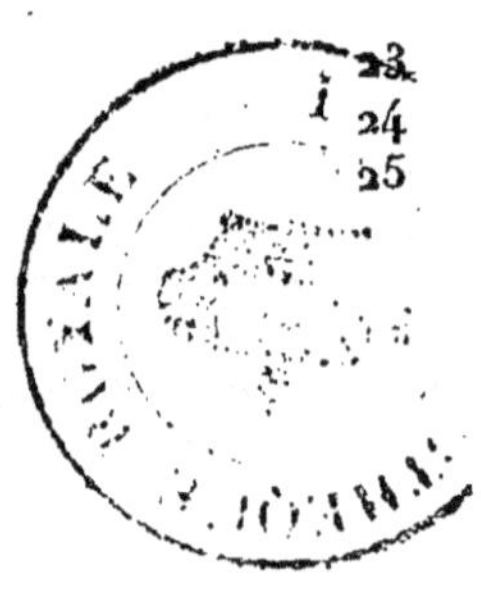

www.ingramcontent.com/pod-product-compliance
Lightning Source LLC
LaVergne TN
LVHW012320050726
842524LV00004B/1515